AF403352

DE
L'INFLAMMATION CHRONIQUE
DES
FOLLICULES CLOS
(GLANDE DE LUSCHKA)

DE

L'INFLAMMATION CHRONIQUE

DES

FOLLICULES CLOS

(GLANDE DE LUSCHKA)

DE L'ARRIÈRE CAVITÉ DES FOSSES NASALES

ET DE

SON TRAITEMENT

PAR LA DOUCHE NASO-PHARYNGIENNE

PAR

Fernand DUBIEF,

Docteur en médecine de la Faculté de Paris,
Ancien interne des hôpitaux,
Préparateur d'anatomie à l'Ecole des Beaux-Arts de Lyon.

PARIS

A. PARENT, IMPRIMEUR DE LA FACULTÉ DE MÉDECINE

29-31, RUE MONSIEUR-LE-PRINCE, 29-31.

1878

DE

L'INFLAMMATION CHRONIQUE

DES

FOLLICULES CLOS

(Glande de Luschka)

DE

L'ARRIERE-CAVITÉ DES FOSSES NASALES

ET DE

SON TRAITEMENT

PAR

LA DOUCHE NASO-PHARYNGIENNE

INTRODUCTION.

L'idée première du travail que nous avons l'honneur de présenter à la bienveillante appréciation de nos juges nous a été inspirée, pendant notre dernière année d'internat à Lyon, par notre excellent maître et ami, M. le professeur Léon Tripier. Nous sommes heureux de pou-

voir remercier ici publiquement cet éminent chirur-
gien, non-seulement de nous avoir aidé par ses précieux
conseils à faire notre thèse, mais encore de nous avoir
guidé depuis le début, et pendant tout le cours de nos
études médicales, avec le plus affectueux intérêt.
Qu'il nous soit permis aussi d'adresser l'hommage de
notre reconnaissance à nos maîtres dans les hôpitaux et
en particulier à M. le professeur Ollier.

La maladie qui fait le sujet de ces recherches se rencontre peu, au début du moins, dans la pratique hospi-
talière, car les symptômes qui l'accompagnent sont
loin de révéler des lésions aussi rebelles et aussi grosses
de menaces pour l'avenir qu'elles le sont en réalité,
quoi qu'en dise le professeur Schrötter, de la Faculté de
médecine de Vienne, qui trouve qu'on a exagéré l'importance des affections chroniques de l'arrière-gorge en
général.

Nous avons donc entrepris d'attirer l'attention sur ce
que nous avons appelé l'*inflammation chronique des follicules clos* (GLANDE DE LUSCHKA) *de l'arrière-cavité des
fosses nasales* et sur son *traitement par la douche naso-
pharyngienne.*

Nous n'avons pas été très-surpris de ne rencontrer sur
ce sujet que fort peu de travaux. Il règne une grande
confusion chez les auteurs qui se sont occupés des affections de l'arrière-cavité des fosses nasales et de la voûte
du pharynx, jusqu'au moment où, grâce à l'invention
de Czermack (1), l'examen direct de la région est devenue
possible.

(1) Czermack. Du pharyngoscope, etc. Edit. franç. Paris, 1860, p. 41 et
suivant.

La découverte du pharyngoscope, contre laquelle tant de savants se sont élevés en arguant de son inutilité pratique, que Turck considérait comme applicable seulement à des cas exceptionnellement rares, trouva cependant des défenseurs dans Semeleder, Voltolini et Krishaber, si bien que personne ne songe plus aujourd'hui à en contester l'importance.

Et, en effet, c'est de ce moment que cette affection jusque-là confondue souvent avec les autres maladies de l'arrière-gorge, méconnue, dans la plupart des cas, commença à prendre dans la nosologie une place qui est mal définie encore aujourd'hui et que nous avons tenté de fixer.

Czermack parle des tumeurs adénoïdes du pharynx nasal ; la mention qu'il en fait indique seulement que, grâce aux moyens qu'il employait, il avait pu, *de visu*, constater un état particulier de la muqueuse naso-pharyngienne, mais à peine peut-on dire qu'il ait entrevu l'affection qui nous occupe.

Turck et Semeleder, après lui, partisans de sa méthode, ont, à leur tour, décrit des tumeurs de formes et de volumes variables, présentant un ensemble de caractères bien définis et situés dans le pharynx nasal, mais quelle confusion !

Von Trœltsch (1) nous paraît, au point de vue clinique, avoir mieux vu l'inflammation chronique des follicules clos de cette région, quoi qu'il n'en donne pas de description spéciale. Il n'en fait pas une entité morbide et la laisse confondue et perdue au milieu de l'étude,

(1) Trœltsch. Traité pratique des maladies de l'oreille. Strasbourg, 1870.

très-remarquable, du reste, qu'il fait du catarrhe chronique de l'arrière-gorge.

Michel (de Cologne) (1) a observé 92 cas d'hypertrophie du tissu de la région glandulaire, connue depuis Luschka sous le nom de *tonsilla pharyngis*.

Mais il n'y voit pas une affection ayant des caractères propres, et, pour lui, toutes les ulcérations de cette région sont syphilitiques.

M. Lewemberg (2) a consacré à cette question un premier travail inséré aux Archives d'otologie en 1865. Mais on était encore si peu fixé à cette époque, qu'on lit dans le *Progrès médical* du 15 mai 1875, dix ans plus tard, à propos de la laryngite chronique d'emblée de Peter et Krishaber, cette note, sous la signature d'Isambert :

« On observe une forme particulière d'angine glanduleuse, caractérisée par un aspect chagriné de la muqueuse. A quoi attribuer cette forme ? Inflammation des cryptes muqueux ? Hypertrophie des papilles ? *Hypertrophie des follicules clos du pharynx ?* »

J'adopterais volontiers cette dernière manière de voir. M. Alph. Guérin interprète de même l'aspect de la vaginite granuleuse.

Mais ce n'est encore qu'hypothèses. Cependant, Meyer, de Copenhague (3), avait, quelque temps aupara-

---

(1) Michel. Des maladies des fosses nasales et de l'arrière cavité naso-pharyngienne. Cologne.

(2) Lewemberg. Die Verwetung der Rinoscopie und der Nasenschludunsche fur erkennung und Behandlung der kankraiten den ohren und der Nasen-rachenraumes (Archiv fur ohrenheilkunde, Bd et p. 103).

(3) Meyer. Ueber adenoïde Wucherungen in der Nasenrachenhœhle. Copenhague.

vant (*Arch. d'otologie*, 1873-1874) décrit, sous le nom
de végétations adénoïdes de la cavité naso-pharyngienne,
certaines lésions auxquelles il attribue pour siége et
pour point de départ l'hypergénèse et l'hypertrophie
des vésicules closes ou des glandes lymphatiques de la
région.

Dernièrement, G. Justi, dans les Cliniques de Volk-
mann, a donné une étude très-intéressante des néofor-
mations adénoïdes dans le cavum nasale, mais c'est surtout au point de vue de leur traitement par le râclage.
Enfin, tout récemment, revenant à son premier travail
et se plaçant au même point de vue que l'auteur allemand que nous venons de citer, M. Lewemberg a publié
dans la *Gazette des hôpitaux, mai, juin, juillet* 1878, les
premiers articles d'une nouvelle étude sur les tumeurs
du pharynx nasal ; leur influence sur l'audition, la respiration et la phonation ; leur traitement.

Nous aurons à y revenir.

On voit donc combien la littérature scientifique est
pauvre sur ce sujet, malgré qu'elle se soit enrichie
depuis nos premières recherches, et dans ces deux der-
nières années, de travaux importants.

Sans nous contenter d'ajouter nos observations à celles
des auteurs qui ont écrit sur le sujet, nous avons cherché à en reprendre l'étude de toutes pièces et à préciser
les points sur lesquels on est le moins d'accord.

C'est le tissu adénoïde de la région naso-pharyngienne qui est en cause, pour la plupart des auteurs ;

---

(1) C. Justi. Ueber adenoïde Neubildungen in Nasenrachenraume (Volk-
man's Samuel klin. vorträge, n° 125).

mais que signifie ce mot *adénoïde* ? Quel est, dans ce point même, la nature de ce tissu ? His en voit dans toutes les muqueuses. S'agit-il d'une masse glanduleuse de la nature des amygdales, comme le pensent Kolliker et Lacauchie ? Faut-il en croire Henle, qui n'y voit que des excavations analogues au résidu des follicules intestinaux détruits, tandis que Luschka (1) est d'un avis absolument contraire, et considère les éléments anatomiques comme de petits noyaux arrondis, de même nature et identiques dans leurs rapports aux follicules isolés de l'intestin ? Tous ces points étaient à vérifier ; nous avons donc repris l'étude micrographique de la région du pharynx nasal sur les traces de l'éminent anatomiste allemand.

Nos recherches ont été poursuivies dans le laboratoire et sous les yeux mêmes de M. le professeur Renaut, dont nous nous plaisons à reconnaître la haute compétence alliée à une parfaite courtoisie.

En le priant d'accepter nos remerciements pour le précieux concours qu'il nous a prêté, nous associons à son nom, dans notre gratitude, celui de notre ancien collègue et ami, M. Chandelux, chef des travaux du laboratoire d'histologie de la Faculté de Lyon.

Ce travail préliminaire accompli, nous avons abordé l'étude clinique des lésions dont la glande de Luschka est le siége et le point de départ.

Nous avons cherché à en donner, d'après nos observa-

(1) Le tissu adénoïde de la partie nasale du pharynx de l'homme par Hubert von Luschka (In Max Schulze's Archiv fur microscop. anatomie, 1868).

tions, une symptomatologie exacte et à fixer les règles du diagnostic et du pronostic.

Le traitement a dû nous occuper plus spécialement encore ; en présence de la diversité des moyens employés et de leur impuissance malheureusement trop constatée ; en face des difficultés que présente le manuel opératoire pour les différents instruments préconisés qui remplissent tous mal les conditions cherchées ; sous la menace des dangers que font courir aux malades un grand nombre de procédés en usage ; nous bornant aux moyens dont l'emploi nous avait fourni les meilleurs résultats, sans nous arrêter aux agents généraux dont nous ne méconnaissons pas le prcieux secours et à certaines méthodes, comme le râclage, par exemple, dont l'utilité, dans certains cas, peut être indiquée, nous nous sommes attaché à faire de l'emploi de la douche nasale un procédé de médication régulière, répondant a des données anatomiques et physiologiques mieux étudiées.

L'expérience de Weber (1), qui remonte à 1847 est le point de départ du procédé thérapeutique auquel on a donné le nom d'*irrigation naso-pharyngienne*. Ce fait méritait d'être mieux étudié, au point de vue des lois physiologiques auxquelles il est soumis, et il nous a semblé qu'on nous saurait gré d'avoir cherché à apporter quelque précision sur ce point.

C'est dans cette pensée que nous avons entrepris sur nous-même, à l'Ecole vétérinaire de Lyon, avec l'aide

---

(1) Muller's archiv, 1847, p. 351 et suiv. — De l'influence de l'échauffement des nerfs sur leur pouvoir conducteur, par E.-H. Weber.

de M. le professeur Arloing, dont l'habileté expérimentale nous était bien connue, une série d'expériences qui ont pour but de déterminer le rôle du voile du palais dans l'expérience de Weber, de rechercher quelles sont les conditions les plus favorables pour faire passer des courants liquides au travers des cavités naso-pharyngiennes, et finalement d'instituer sur ces données un traitement qui fût d'une application facile et sûre.

Enfin, M. le professeur L. Tripier nous a fourni encore la bonne fortune de pouvoir présenter à nos juges un instrument construit d'après son dessin, et qui réalise admirablement les conditions à remplir.

Nous avons annexé à ce travail : 1° deux tracés graphiques correspondant aux expériences auxquelles nous venons de faire allusion ; 2° deux planches représentant, dessiné d'après nature, l'état de la muqueuse dans les cas d'inflammation chronique des follicules clos du cavum nasale ; 3° une gravure sur cuivre montrant, sur une coupe de la tête antéro-postérieure et médiane, le jeu de l'instrument dans la cavité nasale.

Nous n'avons pas de prétentions à une virginité conquise, quoique certains points de notre travail aient, à notre avis, un caractère original ; mais nous serions heureux si nous avions pu attirer davantage l'attention sur une affection bien souvent méconnue et fournir aux médecins un moyen pratique de combattre victorieusement dès son début une maladie qu'on est trop tenté d'abandonner à elle-même, malgré les accidents qu'elle peut occasionner du côté de l'audition, de la phonation et de la respiration.

DÉFINITION.

« De nouvelles recherches m'ayant démontré, dit Kölliker (1), que de semblables dispositions de cellules se
rencontrent sous la forme d'enveloppes de parties diverses
(canaux glandulaires, éléments nerveux) ou de formations indépendantes, je me vois forcé de leur accorder
plus d'importance et de les désigner sous un nom particulier. » Ces éléments auxquels Kölliker donne le nom
de tissu *cytogène*, parce qu'il les considère comme formés de cellules et de prolongements cellulaires, que
His (2) et la plupart des auteurs allemands appellent
tissu *adénoide*, que Ranvier appelle tissu *réticulé*, que
Frey (3) classe parmi les tissus de substance conjonctive, qui consiste, suivant l'expression de Reindfleisch,
« en un tissu jeune encore, très-voisin du tissu embryon-
naire et qui est devenu en quelque sorte permanent »,
ce tissu, disons-nous, existe à l'état normal dans la région de l'arrière-cavité naso-pharyngienne, et y devient
le siége des lésions que nous avons constatées et que
nous allons décrire.

Le mot *adénoide*, employé par les auteurs allemands
et repris par Meyer et Lewemberg, nous semble mal
choisi, en ce qu'il éveille d'autres idées anatomiques
que celles qu'il représente; mais à ce point de vue il

(1) Kölliker. Traité d'histologie, p. 84.
(2) His. Zeitschrifft fur Wissensch. Zoologie, vol. XI, p. 453.
(3) Frey. Traité d'histologie.

suffit de ne pas oublier que ces auteurs, fidèles aux vieilles traditions, ont continué à appeler les ganglions du nom de glandes lymphatiques; là est l'explication et la raison d'être du mot *adénoïde*.

Mieux vaudrait cependant l'appeler avec Ranvier tissu réticulé.

M. Chauveau, dans ses expériences sur la tuberculose, a vu, dans la région du pharynx respiratoire, chez le lapin et chez le cochon, ces réticules fins enclavant des cellules lymphatiques mobiles. Pour lui, ce sont bien ces éléments qui sont le siége des manifestations pathologiques dont il s'occupait; du reste, l'éminent professeur de physiologie expérimentale de la Faculté de Lyon n'admet pas, comme M. Lewemberg, qu'au lieu où le tissu réticulé fait défaut il puisse se trouver des tumeurs adénoïdes par néoplasie de toutes pièces.

Souvent, il est malaisé d'établir des limites précises entre des tissus dont les rapports sont si intimes. Entre la substance conjonctive cellulaire ou substance gélatineuse à cellules étoilées et anastomosées et le tissu conjonctif réticulé, il y a bien des points de ressemblance qui rendent la distinction difficile et laissent une large place aux confusions.

Mais ce qui existe au niveau de la voûte pharyngo-nasale est bien le tissu adénoïde type, qui consiste comme nous le verrons bientôt, en un stroma réticulé très-fin, enclavant des cellules lymphatiques qui sont celles que Ranvier appelle « glandes unicellulaires mobiles. »

Ce sont les follicules clos de cette substance qui, soit réunis en masse pour former l'amygdale pharyngienne, soit isolés dans la paroi de la voûte, sur les parties laté-

rales du pharynx et sur le voile du palais deviennent
le siége de lésions inflammatoires chroniques.

« Dans ces derniers temps, dit Duplay (1), Meyer de
Copenhague a décrit sous le nom de végétations adénoïdes de la cavité naso-pharyngienne certaines lésions
de la muqueuse que l'on peut rapprocher de celles qui ac
compagnent l'angine glanduleuse et qui reconnaissent
probablement pour points d'origine l'irritation chronique
de la muqueuse naso-pharyngienne. Ces végétations
sont de petites excroissances charnues, de formes et de
dimensions variables, n'excédant pas en général la gros-
seur d'un pois et groupées en amas irréguliers sur la
voûte et les parois latérales de la cavité naso-pharyngienne. Ordinairement cylindriques ou piriformes, elles
présentent parfois des crêtes et des inégalités; leur consistance, d'après Meyer, serait très-variable, tantôt
fermes et solides, tantôt molles et spongieuses. Les unes
sont presque exsangues, les autres très-vasculaires.

Il est probable que l'auteur a confondu dans sa description plusieurs espèces de tumeurs que l'on distin-
guera un jour.

Quoi qu'il en soit, leur point de départ semble être
l'hypergénèse des vésicules closes et des glandes lymphatiques qui existent dans la pointe aussi bien qu'à la
base de la langue et des amygdales. Les tumeurs les plus
fermes sont constituées par du tissu adénoïde type contenant de nombreux noyaux lymphatiques enclavés au
milieu d'un stroma réticulé. »

Pour nous, nous entendons par inflammation chro-

(1) Traité de pathologie externe. Follin et Duplay.

nique des follicules clos de l'arrière-cavité des fosses nasales une maladie qui siége dans la région naso-pharyngienne, dont le point de départ est dans le tissu adénoïde, si largement répandu dans le cavum nasale, dont le début remonte presque toujours à une des périodes de la vie où le développement est rapide, qui apparaît parfois assez promptement, mais qui marche dans la plupart des cas avec une grande lenteur et sans se manifester par des symptômes qui forcent l'attention du malade.

Cet état peut rester pour ainsi dire latent pendant des années, ou ne se révéler que passagèrement par de légères poussées inflammatoires dont on méconnaît souvent la cause et l'importance ; il est caractérisé par la présence de masses charnues, anfractueuses, les unes arrondies, les autres ne présentant pas de formes spéciales, à cause des déformations résultant des adhérences ; leur coloration est rougeâtre, plus ou moins foncée ; elles saignent facilement et sont recouvertes çà et là par des mucosités grisâtres ; la maladie s'accompagne presque toujours de retentissement sur les ganglions sous-maxillaires et carotidiens jusqu'au moment où, grandissant peu à peu, elle éclate avec tout un cortége de désordres physiques et fonctionnels qui peuvent atteindre l'audition, la phonation ou la respiration.

Ce n'est souvent qu'à ce moment, et en présence de ces accidents, qu'on diagnostique la maladie.

ETIOLOGIE.

Là, comme partout, l'hérédité joue un rôle important, au point de vue des antécédents scrofuleux ou tuberculeux. C'est surtout chez les sujets dont les ascendants ont présenté des manifestations de ces diathèses que l'on voit survenir la maladie adénoïde du pharynx nasal; c'est alors dès la première enfance qu'apparaissent les premières lésions.

Dans la pluralité des cas, il s'agit d'enfants ou d'adultes ayant présenté antérieurement les attributs de la scrofulose, c'est-à-dire des croûtes dans les cheveux, des ulcérations des fosses nasales antérieures, des ailes du nez ou des conjonctives, des suppurations au niveau des oreilles ou dans les sillons auriculo-mastoïdiens, parfois des accidents d'ostéite ou d'ostéo-arthrite, des engorgements ganglionnaires, etc., dont on peut constater souvent la présence, et dont on retrouve presque toujours les traces écrites dans des cicatrices, ou démontrées par cet aspect général caractéristique qui consiste dans l'épatement du nez, le volume exagéré des lèvres, la pâleur du teint, la bouffissure et la flaccidité des chairs, etc.

Les jeunes filles paraissent être plus particulièrement atteintes que les jeunes garçons.

C'est pendant la première et la seconde enfance, au moment de la puberté et jusqu'à l'époque de la soudure des épiphyses, que se développe la maladie, c'est-à-dire pendant la période de la vie où la croissance s'opère le plus rapidement.

Les phénomènes qui apparaissent sont du même ordre que ceux qui surviennent au début dans le rachi-tisme, par exemple. Pour des causes qui peuvent être très-variables, la nutrition se fait mal, au moment où le mouvement vital est le plus actif dans les différents tissus de l'organisme, et il en résulte des troubles dans leur développement et par suite un état anormal. Cet état sous l'influence d'une cause qui persiste, ne tarde pas à entraîner des phénomènes pathologiques qui portent tantôt sur une région, tantôt sur une autre, et à laisser après lui souvent des lésions plus ou moins pro-fondes presque toujours très-rebelles, si bien qu'à un moment donné, on ne se trouve plus en face d'un état général, mais d'une maladie locale, qui peut donner lieu plus ou moins à des accidents de voisinage.

Il est à croire, d'après ce que nous venons de dire que les conditions sociales doivent influer puissamment sur le développement et la marche de la maladie adénoïde.

Nous serions entraîné trop loin de notre sujet si nous voulions rechercher toutes les influences qui peuvent entraver le développement de l'enfant pendant toute sa croissance, c'est-à-dire depuis la période de l'allaite-ment jusqu'à celle de la soudure des épiphyses.

Il nous suffit de constater le fait.

Le climat paraît prédisposer à ce genre d'affection ; et il est facile de s'en rendre compte si l'on réfléchit que la région qui est le siége du mal est largement ouverte à l'air extérieur et peut subir l'effet de toutes les variations climatériques qui se produisent. En effet, la voûte pharyngienne est en rapport direct avec l'atmosphère, aussi bien par les fosses nasales que par la cavité buccale. Les différences de pression qui s'exercent dans ces cavités font que des courants y circulent sans cesse. Aussi, l'air froid et humide est-il une des causes les plus fréquentes des poussées inflammatoires qui se font dans cette région, et le climat du Nord est-il plus spécialement favorable à l'éclosion et au développement des phénomènes d'inflammation chronique de l'arrière-cavité.

L'état hygrométrique et atmosphérique du climat de Lyon, où nous avons fait nos observations, doit y rendre cette maladie très-fréquente, et les exemples ne manqueront certainement pas, du jour où l'on voudra les rechercher avec quelque soin.

HISTOLOGIE NORMALE.

L'histologie normale du larynx a été l'objet de travaux nombreux : Heitler (1) démontre dans la muqueuse laryngienne la présence du tissu adénoïde, et conclut que cette muqueuse est caractérisée par l'infiltration

(1) Heitler. Strikers Jahrbücher, 1874, p. 374.

de petits éléments cellulaires, la présence du tissu adénoïde et une grande richesse en glandes.

Il ajoute même que cette constitution histologique explique la grande fréquence des processus ulcératifs dont cette muqueuse est le foyer dans diverses maladies. Kölliker y admet des papilles ; Luschka de même ; Wirchow constate dans la muqueuse laryngée des formations lymphoïdes qu'il décrit, mais seulement à l'état pathologique, et en rapport avec la leucémie.

M. Coyne (1), dans une très-intéressante communication sur la structure du larynx, démontre l'existence du tissu adénoïde et, pour affirmer qu'il s'agit bien de follicules clos, il se fonde sur leur siége qu'il indique, sur leur présence sur des larynx sains et sur la netteté de leur structure.

On y trouve, en effet, tous les éléments des follicules (reticulum, nœuds fertiles, cavités lymphatiques et capillaires sanguins).

Mais si le larynx a été bien étudié, en revanche, au point de vue de la structure anatomique du pharynx nasal, Luschka constate, au début de son travail, que jusqu'à lui il n'y a presque rien dans la littérature scientifique ; à peine est-il fait mention dans quelques auteurs de l'existence du tissu adénoïde dans cette région.

« Les glandes du pharynx, dit Lacauchie, qui le premier a entrevu l'amygdale de Luschka, constituent à la partie supérieure de cet organe une espèce d'éponge sécrétante. »

(1) Société de biologie, séance du 10 janvier 1874.

Kölliker dit qu'il a constamment trouvé d'un orifice tubaire à l'autre une couche glanduleuse dont il évalue la profondeur à neuf millimètres et dont la structure est absolument la même que celle des tonsilles, mais avec des dimensions moindres.

« Outre ces glandules, ajoute-t-il, on trouve autour des orifices des trompes et sur ces orifices mêmes, au voisinage des ouvertures postérieures des fosses nasales à la face postérieure du voile du palais et sur les parois latérales du pharynx jusqu'au niveau de l'épiglotte et de l'ouverture supérieure du larynx, un nombre plus ou moins considérable de follicules de diverses grandeurs qui ont la même structure que les follicules simples de la base de la langue. »

Henle (1) soutient qu'on ne trouve que des excavations analogues aux résidus des follicules intestinaux détruits et qu'il décrit sous le nom de substance glandulaire conglobée.

P. Kidd (2) ne s'occuppe dans sa note que des capillaires lymphatiques qui forment dans toute la région pharyngienne des réseaux aux mailles très-serrées.

Gerlach (3) décrit des follicules dans la muqueuse de la trompe d'Eustache siégeant depuis l'orifice pharyngien jusqu'à la portion osseuse.

Nous n'avons rien trouvé qui ait trait à notre sujet dans le traité de Lennox Browne (4) récemment paru.

(1) Von Luschka. Tonsilla pharyngea, in Max schultze's Archiv f. Microscop anatomie, 1868.

(2) P. Kidd. Note on the lymphatics of mucous glands (Quart. Journal of microsc. science, octobre 1876).

(3) Gerlach. Comptes-rendus de la Société médico-physique d'Erlangen, mars 1875.

(4) A practical guide to diseases of the throat. Lennox Browne.

Enfin Luschka (1) est venu apporter sur ce point obscur d'anatomie quelque lumière.

Il ne se borne pas à constater vaguement l'existence d'une « éponge sécrétante », il décrit un tissu qu'il considère comme siégeant dans une très-grande étendue de la région nasale de la partie supérieure du pharynx, du bord du grand trou occipital à l'angle antérieur de l'atlas des deux côtés jusqu'à l'ouverture de la trompe, et dans le voisinage de la fossette de Rosenmüller, dans la région même où nous l'avons rencontré.

Il mentionne plus loin l'existence de la *bourse pharyngienne* que Mayer a observée chez les mammifères et indique dans ses parois l'existence d'une couche de tissu adénoïde de un demi millim. à un millimètre

Il se demande à ce sujet si c'est là un organe et demi.

constant ou s'il ne s'agit pas plutôt d'un organe fœtal ? C'est un point dont l'étude revient à notre savant ami M. le Dʳ Cusset, qui a fort bien traité la question des fistules branchiales dans sa thèse inaugurale (2).

« Pour ce qui est du tissu adénoïde de cette région, quel que soit l'arrangement, dit Luschka, dans ses conclusions, c'est, au fond, toujours une charpente formée de cordages délicats, réticulés, dans les mailles de laquelle les éléments analogues aux corpuscules lymphatiques sont en grande quantité, si bien que tout le reste est couvert par eux. »

D'après nos recherches, dans la portion occupée par

---

(1) Hubert von Luschka. Le tissu adénoïde de la partie nasale du pharynx de l'homme (In Max Schultze's Archiv).

(2) Th. de Paris, 1876.

les productions adénoïdes, la muqueuse est sillonnée par des plis transversaux. Ces plis interceptent une série d'anfractuosités et de saillies qui donnent à la muqueuse considérée sur ce point un aspect mamelonné. L'épaisseur du derme muqueux est du reste, très-minime; il forme une lame fibreuse absolument plane, contrastant d'une manière complète avec l'état mamelonné de la surface.

Sur des coupes parallèles à l'axe du pharynx, les plis sont coupés perpendiculairement à leur direction. Ils apparaissent alors sous la forme de festons qui n'ont d'autre origine que la section des plis transversaux. Dans l'intervalle de ces festons existent des anfractuosités qui se pousuivent jusqu'à la membrane fibreuse de la muqueuse; les festons semblent appendus à cette dernière comme des franges. Ce sont eux qui sont le siége des productions adénoïdes.

A la base de chacun de ces festons et reposant à la surface du derme muqueux existent de nombreuses glandes en grappes ayant absolument la structure de celles du voile du palais, de l'œsophage, etc. Ces glandes sont contenues dans des loges que leur forme le derme muqueux. Leur épithélium est granuleux : ce sont des glandes à ferments. Elles s'ouvrent dans les intervalles des plis de la muqueuse par des canaux excréteurs dont l'épithélium est strié et au moment où ces canaux s'approchent de leur terminaison libre, ils se dilatent assez fréquemment en entonnoir; la surface de cet entonnoir est tapissée par des cellules caliciformes mélangées avec de l'épithélium vibratile.

Un fait intéressant, c'est que sur la majorité des points,

le sommet des saillies festonnées formées par la muqueuse est revêtu d'épithélium stratifié identique à celui de la peau, de la langue, des joues, tandis que le fond des plis intercalés aux festons possède un revêtement de cellules cylindriques ciliées. Cependant cette règle n'est pas tout à fait absolue; sur certains points l'épithélium stratifié du type de Malpighi se prolonge jusqu'au fond du sillon.

Les mamelons saillants de la muqueuse sont de véritables ganglions lymphatiques. Sur les coupes on voit leur périphérie présenter une série de follicules. Ces follicules sont tout près de la surface; ils sont séparés par un tissu adénoïde plus lâche que celui dont ils sont eux-mêmes formés. Le centre de chaque éminence mamelonnaire est semblable à celui d'un ganglion, c'est-à-dire qu'il est formé de tissu médullaire à mailles larges et soutenant les vaisseaux.

Ces sortes de ganglions saillants sous forme de franges pour ainsi dire, sont limités du côté de la muqueuse et souvent cloisonnés en ganglions secondaires par des travées fibreuses contenant un certain nombre de fibres musculaires lisses.

La coque fibreuse est extrêmement mince au niveau de la partie libre, de telle sorte que le revêtement épithélial paraît pour ainsi dire reposer sur le tissu adénoïde lui-même.

Les cloisons que nous venons de décrire sont très-solides et formées de fibres élastiques qui se continuent avec celles des réseaux fibreux élastiques très-serrés qui forment à chacune des glandes en grappes des sortes de coques. Au-dessous de la couche glanduleuse, le derme muqueux ne renferme pas trace de tissu adénoïde; il est formé de tissu fibreux, traversé par des réseaux élastiques résistants et renfermant des vésicules adipeuses disposées en couches parallèles et subjacentes à la couche glandulaire.

On voit de la sorte que les glanglions dont nous venons de parler forment un système tout à fait distinct. Chacun d'eux est relié à la muqueuse par une base relativement étroite.

Il est très-intéressant de noter aussi la disposition toute spéciale du revêtement épithélial ; l'épithélium de la surface libre des mamelons glanglionnaires est analogue à celui de la bouche et de l'œsophage; celui des espaces et des culs-de-sac intermamelonnaires est au contraire l'analogue du revêtement épithélial des voies respiratoires.

Cette différence doit toujours être présente à l'esprit, lorsqu'il s'agit de déterminer les lésions amenées par les différents états morbides dans la région que nous venons de décrire.

ANATOMIE ET PHYSIOLOGIE PATHOLOGIQUE.

Dans une note publiée dans les *Annales d'otologie*, et qui relate une observation d'angine ulcéreuse, M. le Dr Bouveret se pose la question de savoir s'il ne s'agit pas dans ce cas particulier d'un processus pathologique analogue à celui qui se développe dans l'appareil lymphatique de l'intestin, en un mot si les pertes de substance de la muqueuse n'ont pas leur point de départ dans les follicules lymphatiques du pharynx. Il serait, dit-il, intéressant de rechercher si les points où se développent ces ulcérations sont particulièrement riches en éléments lymphatiques.

Cette démonstration, nous venons de la faire, et nous croyons pouvoir donner de bonnes raisons à l'appui de l'hypothèse de Bouveret.

Dans les traités classiques de pathologie, aux articles *Pharyngites*, un certain nombre d'auteurs ont donné, dans leurs descriptions, les traits principaux qui caractérisent les lésions anatomiques de la maladie adénoïde. (Bazin, Constantin Paul (1), Isambert (2), Duplay (3), Michel (de Cologne) (4), etc.) Nous ne chercherons pas dans une analyse critique, qui est à faire, à poursuivre l'historique de la question à ce point de vue ; nous dirons seulement qu'il existe à ce sujet une grande confusion.

A l'examen direct de l'arrière-gorge, à l'aide des moyens d'exploration que nous possédons aujourd'hui, on constate tout d'abord, une rougeur diffuse de la voûte pharyngienne, accompagnée dans certains cas d'hypertrophie des amygdales.

Des saillies mamelonnées, inégales, irrégulières,

---

(1) Étude sur l'angine ulcéreuse maligne de nature scrofuleuse. Thèse de Paris, 1871.

(2) Isambert. Société médicale des hôpitaux, 29 nov. 1871.

(3) Follin et Duplay. Pathol. externe.

(4) Loc. cit.

dont le volume assez variable peut aller de la taille d'un grain de millet à celle d'un pois donnent à la muqueuse un aspect chagriné. Les unes sont un peu étranglées à leur base et comme pédiculées, les autres sessiles ou plates.

Dans les excavations, les anfractuosités et les plis de la muqueuse sont retenues des mucosités blanchâtres ou encore gris verdâtre, filantes, assez adhérentes. Aux moindres tiraillements exercés sur elles, on provoque des saignements et des ulcérations plus ou moins étendues.

Les fosses nasales ont souvent une coloration rouge vineuse, soit de la cloison, soit de la muqueuse qui tapisse les parois latérales. Comme il existe toujours un catarrhe pharyngo-nasal concomitant, on trouve les cavités tapissées de croûtes plus ou moins épaisses.

Nous n'avons pas eu l'occasion d'examiner histologiquement le tissu qui forme les saillies mamelonnées, mais à défaut d'étude personnelle nous avons celle qui en a été faite par B. Wagner (1) dans son travail sur la pharyngite granuleuse.

D'après lui, les granulations seraient des néoplasmes ayant pour siége les follicules; ce seraient de véritables infiltrations de la muqueuse, graisseuses et molles à leur coupe et circonscrites seulement en apparence.

En les plongeant pendant quelque temps dans l'alcool elles deviennent blanchâtres et plus saillantes. Sur une coupe fine, on voit des masses de petits éléments analogues aux globules blancs, renfermés dans les réticules d'un tissu cellulaire fin. Souvent, on voit dans ce réseau

(1) B. Wagner. Archiv fur Heilkunde, VI, 1865, p. 318.

fibreux des vaisseaux lymphatiques assez volumineux qui forment un cercle autour des follicules. M. Lewemberg qui, plus heureux que nous, a pu pratiquer des coupes et examiner ces tumeurs, les déclare complètement formées d'un tissu adénoïde qui est le siége d'une hyperplasie et d'une hypertrophie de ses éléments.

Le premier degré serait celui où les lésions ne dépassent point la prolifération intra-folliculaire des corpuscules lymphatiques.

« Quand le processus morbide atteint des muqueuses qui renferment elles-mêmes des follicules lymphatiques, dit Virchow (1), ceux-ci présentent en général une augmentation de volume.

« Les affections scrofuleuses du pharynx se maintiennent souvent sous la forme de pharyngite granuleuse ou mieux folliculeuse, où l'on voit apparaître surtout à la paroi postérieure du pharynx, des follicules lymphatiques, tuméfiées sous forme de petits grains, d'abord d'un rouge vif plus tard gris. »

Cet auteur constate que ce sont surtout les amygdales qui sont prises dans l'angine folliculaire ; pour la région pharyngienne, ce sont aussi les follicules clos qui sont atteints, et le processus est le même ; Carl Michel (1) le constate et ce fait se comprend du reste, puisque nous avons vu que l'amygdale pharyngienne est un organe de même structure que les tonsilles.

L'hypertrophie des follicules clos s'accompagne toujours d'un catarrhe pharyngo-nasal, dans lequel les

(1) Virchow. Traité des tumeurs, p. 49.
(2) Die Krankheiten der Nasenhohle und der Nasenrachenraumes, par Carl Michel (Broch. in-8, Aug. Hirschwald. Berlin, 1876.

sécrétions sont souvent teintes de sang, au point que
Trœltsch (1) cite un cas où les crachats ont pu faire croire
à une pneumonie.

Rindfleisch a fort bien décrit la marche de ce processus. Il nous montre le réticulum restant passif
d'abord vis-à-vis d'une abondante prolifération cellulaire ; il indique la marche lente des phénomènes. Mais
ce qu'il y a de plus frappant c'est la persistance des états
qui sont la terminaison de ces inflammations chroniques qui se répètent fréquemment par poussées d'intensité variable.

Lewemberg pense qu'il s'agit d'un accroissement
anormal qui porte sur tous les éléments du follicule,
c'est-à-dire d'une hyperplasie en masse qui ne laisse
pas la texture des follicules prendre un aspect anormal.
On dirait, d'après lui, qu'il s'agit d'éléments sains de
trois ou cinq volumes plus grands que ceux qui existent
réellement.

Quoi qu'il en soit, c'est toujours une hyperplasie vraie
de la substance adénoïde avec catarrhe pharyngo-nasal
chronique.

Il est évident qu'à un certain degré de l'affection l'épithélium de la muqueuse, les glandes, le tissu conjonctif
subissent à leur tour des modifications pathologiques.

Les phénomènes inflammatoires chroniques ne restent
pas limités à l'amygdale de Luschka. D'après le principe physiologique de Müller (2) qui veut que les mem-
branes muqueuses d'un même appareil se trouvent tou-

---

(1) Trœltsch. Loc. cit.
(2) Muller. Traité de physiologie (1874), p. 651. Chap. des symptômes.

jours à cause de la continuité de tissus dans un état physiologique ou pathologique semblable, on voit bientôt la lésion s'étendre de proche en proche ; les follicules clos de la région sont envahis, le catarrhe se propage, et les accidents de voisinage surviennent.

La muqueuse des fosses nasales ne tarde pas à être influencée par l'inflammation. Elle devient le siége d'une hypersecrétion muqueuse, puis muco-purulente ; elle se couvre de croûtes, qui obstruent les cavités, donnent à l'haleine une odeur plus ou moins infecte, et à la voix un timbre nasonné. Le malade est obligé de garder la bouche constamment ouverte.

L'olfaction ne tarde pas à se ressentir de cet état. La respiration se fait mal ; les phénomènes d'hématose sont entravés ; la lésion locale retentit bientôt sur toute l'économie dont elle peut troubler gravement les fonctions.

Mais ce n'est pas seulement du côté du nez que le processus inflammatoire chronique se propage, c'est surtout du côté de la trompe d'Eustache où Gerlach a décrit de nombreux follicules clos, et du côté de l'oreille moyenne. Sur 175 cas contenus dans le mémoire de Meyer, 130 se sont accompagnés de retentissement sur l'oreille.

« Pour moi, dit Trœlstch (1), je n'ai jamais pu comprendre qu'il existât le moindre doute sur ce fait, que beaucoup de malades intelligents signalent spontanément, qu'expliquent l'anatomie et la physiologie, que démontrent enfin l'observation journalière ainsi que les résultats du traitement. » C'est d'abord la muqueuse de

(1) Trœltsch. Traité pratique des maladies de l'oreille, p. 301.

la trompe qui devient le siége d'une hyperhémie, constamment entretenue par l'état de congestion ancienne et permanente de la muqueuse pharyngée (1). Les follicules closde Gerlach se prennent; d'autre part, les granulations adénoïdes qui avoisinent l'orifice de la trompe, peuvent, soit par le fait seul du gonflement inflammatoire, soit par leur propre volume, soit enfin par les mucosités qui les relient entre elles, obturer plus ou moins cet orifice. Mais souvent la maladie ne s'arrête pas là, elle gagne les parois de l'oreille moyenne qui peut devenir le siége de suppurations suivies de perforation de la membrane du tympan et de perte partielle ou totale de l'ouïe.

Quant au retentissement ganglionnaire, il est fréquent. Ce n'est qu'exceptionnellement et dans les cas bénins qu'on ne le constate pas. Les ganglions des régions sous-maxillaire et carotidienne sont presque toujours tuméfiés; plusieurs d'entre eux peuvent se réunir, ne plus former qu'une seule masse et donner au malade cet aspect qu'on a désigné sous le nom de cou de grenouille.

A la coupe, la tumeur a l'aspect d'un encéphaloïde(2). « On aperçoit des points ou des îlots rouges correspondant à des dilatations vasculaires et à des foyers hémorrhagiques; elle donne un suc laiteux très-abondant, contenant des corpuscules lymphatiques, des globulins, des globules rouges, du pigment sanguin et des cellules fusiformes avec des noyaux ovalaires provenant de la

(1) Loc. cit., p. 362.
(2) Cornil et Ranvier. Anat. path., p. 253.

paroi des vaisseaux. Après durcissement, on constate le stroma réticulé caractéristique.

« Le tissu lymphatique des follicules, qui a pris ainsi un accroissement considérable, a refoulé et atrophié le tissu conjonctif de la substance médullaire (1). »

Il peut en résulter au point de vue fonctionnel une gêne dans la déglutition.

Quels peuvent être les rapports qui relient les lésions du tissu adénoïde et des ganglions à la leucocytose? Nous avons dû nous poser cette question. Nous serions tentés, contrairement à l'opinion de Virchow, d'y voir un effet et non une cause. La leucocytose peut, en effet, ou faire défaut, que la rate soit atteinte ou non, ou bien n'apparaître que longtemps après la formation des tumeurs adénoïdes ou ganglionnaires. « Or, si elle dépendait uniquement des lésions des glandes, ne serait-elle pas constante (2)? »

Trousseau regarde la leucémie et l'adénie comme deux entités morbides distinctes; Wunderlich, comme deux degrés d'une même affection; Archambault, Isambert et Bergeron, se rangent à une opinion analogue; Southen (de la Maladie adénoïde) est uniciste; pour nous, sans suivre une discussion qui nous entraînerait trop loin, nous réunirons avec Jaccoud, sous le nom de *diathèse lymphoïde*, la leucocythémie de Virchow et l'adénie, et nous considérerons, comme une forme de la *lymphadénie des amygdales* (3), l'affection dont nous

---

(1) Demange. Étude sur la lymphadénie, ses différentes formes et ses rapports avec les autres diathèses. Paris, 1874, p. 18.

(2) Demange. Loc. cit.

(3) Ranvier.

venons d'exposer la nature, et que Demange regarde-
rait comme une manifestation de la *diathèse lymphatique.*

SYMPTOMATOLOGIE.

La maladie dont nous traitons se manifeste par des
symptômes qui sont les uns physiques, les autres fonctionnels.

Les symptômes physiques sont généraux et locaux et
offrent un type constant.

Le malade se présente habituellement avec la face
blême, les chairs bouffies et flasques, le regard triste, le
geste abandonné, dans une sorte d'hébêtement caractéristique.

Il se plaint de sécheresse à la gorge, de bourdonne-
ments continuels, de disphagie; il accuse, aux moindres
refroidissements, des angines et des rhumes. Il exhale
souvent, comme dans la punaisie, une odeur infecte. Il
a une sensation « de vide dans la tête et de plénitude
dans l'oreille. » Les ganglions du cou sont tuméfiés;
l'engorgement peut être unilatéral ou exister des deux
côtés à la fois. Les maux de tête sont fréquents.

Les symptômes locaux sont ceux que nous avons décrits au chapitre de l'anatomie pathologique. Nous n'y
reviendrons pas.

Dubief.   3

Les symptômes fonctionnels s'observent du côté de l'audition, de la phonation et de la respiration.

Du côté de l'oreille, on note une diminution plus ou moins prononcée de l'audition, soit d'un côté seulement, soit des deux côtés à la fois.

Du côté du nez, les sensations olfactives peuvent être diminuées; la voix est nasonnée et, d'après Meyer, la difficulté du langage consisterait en une altération dans la prononciation des consonnes nasales, qui donne à la parole un timbre sourd et comme éteint.

La respiration, par le nez, est difficile; le sommeil, entrecoupé souvent par des rêves ou des cauchemars, s'accompagne de ronflements.

Carl Michel (1) a noté, dans un cas, un abaissement très-prononcé de l'angle interne des yeux.

La bifidité du voile du palais que nous avons rencontrée dans deux de nos observations serait, d'après Dieffembach, un signe de surdité incomplète, à cause de l'influence des muscles palatins sur l'oreille.

Dans les cas de bifidité du voile, Semleder a signalé une forme particulière de l'orifice tubaire (2).

Les observations qui vont suivre, et dont nous allons faire l'étude succinte, nous ont été communiquées par M. le professeur L. Tripier.

(1) C. Michel. Loc. cit.
(2) De la rhinoscopie et de la valeur pratique. Leipzig, 1862, p. 245.

OBSERVATION I. — Otite double consécutive à l'inflammation chronique des follicules clos de la cavité naso-pharyngienne.

M. X..., de Saint-Trivier (Ain), se présente au mois de juin 1875, à M. le professeur L. Tripier. Ce malade lui est adressé par son confrère M. A. Poncet. Antécédents obscurs.

Le sujet est âgé de 27 ou 28 ans. Il est atteint, depuis son enfance, de surdité, mais plus marquée du côté gauche que du côté droit; du reste, il n'entend la montre ni d'un côté ni de l'autre, quel que soit le degré de rapprochement. Par contre, en plaçant la montre directement sur la région temporale, il entend de l'un et l'autre côté, ce qui semble indiquer au premier abord qu'il ne s'agit pas d'une lésion de l'oreille interne.

On examine le conduit auditif externe de chaque côté et on ne trouve pas d'altération, à part cependant le tympan qui est plus épaissi, sclérotisé; lorsqu'on dit au malade de pousser de l'air, le nez et la bouche étant fermés, les caractères de la membrane varient du côté droit; à gauche, immobilité, d'où l'on conclut que, dans ce dernier cas, la communication n'existe pas entre l'oreille moyenne et la cavité pharyngienne. La première idée qui se présente est celle d'examiner le pharynx.

A l'aide du miroir pharyngien, que le malade tolère très-bien, en ayant soin d'attirer le voile en avant, on constate sur la paroi supérieure et sur les parois latérales la présence de masses charnues, anfractueuses, reliées entre elles par des tractus. Ces masses charnues sont, les unes arrondies, les autres ne présentant pas de formes spéciales à cause des déformations résultant des adhérences; elles sont rougeâtres, plus ou moins foncées, et saignent assez facilement; ça et là quelques mucosités retenues dans les anfractuosités.

Du côté de la trompe, l'ouverture est diminuée des deux côtés, mais, à gauche, il est très-difficile de savoir exactement où se trouve l'ouverture qui est masquée par des productions analogues.

D'après cela, on croit pouvoir conclure que l'état de l'ouïe est sous la dépendance de l'état du pharynx, et on cherche d'abord à modifier la muqueuse de cette cavité, au moyen de douches naso-pharyngiennes avec de l'eau de Challes, en même temps qu'on recommande au malade la méthode de Valsalva; comme traitement général, fer à l'intérieur et bains sulfureux.

Le 5 juillet. A son départ, pas d'amélioration sensible au point de vue de l'audition. En ce qui concerne la cavité pharyngienne, changement évident avec la solution de nitrate d'argent. Les carnosités sont devenues humides ; elles sécrètent maintenant une matière glaireuse grisâtre. On dirait aussi qu'elles sont moins proéminentes sur certains points, surtout à gauche. Pour ce qui est des cavités tympaniques, on avait commencé par dilater l'orifice de chaque trompe ; mais à gauche on est resté près de dix jours avant de pouvoir faire pénétrer de l'air, malgré les insufflations avec la sonde et les exercices par la méthode de Valsava et de Politzer. Il ne s'est produit aucun amendement. On a fait alors tous les deux jours une injection avec oxyde de zinc 0,10, pour 30 grammes d'eau. Toujours rien. Alors usage de teinture d'iode, 0, 10/30 grammes et 1 gramme d'iodure ; douleurs très-vives pendant 4 à 5 heures, après chaque injection. La surdité était extrême. Un peu de sécrétion après cette petite opération. On pouvait s'en assurer avec le pharyngoscope. Rien de plus. Le malade doit continuer l'iodure de potassium à haute dose à l'intérieur. Bains sulfureux. Eau de Challes.

On lui prescrit également des douches naso-pharyngiennes avec alun, 20 grammes pour un litre.

Le 13 janvier. La surdité n'a ni augmenté ni diminué ; avec la sonde, l'air pénètre dans la caisse de chaque côté. Différemment, il ne pénétre rien du côté gauche. L'examen des cavités montre toujours de la rougeur et des mucosités.

Cependant, l'état mamelonné des parois latérales et supérieures est moins accusé. Comme traitement général, on continue le fer, et l'huile de foie de morue ; solution de nitrate d'argent 1,50/300 pour douches naso-pharyngiennes.

Le malade, revu l'année dernière, disait entendre un peu mieux au point que, dans certains jours, il percevait le bruit de la cloche de l'horloge de son village. Il ne se souvient pas d'avoir eu cette perception jusqu'alors, mais elle n'était pas constante. L'état local était à peu près le même.

Cette observation contient un double enseignement. Il s'agit, en effet, d'un malade dont la lésion n'a été diagnostiquée et traitée qu'après avoir entraîné une surdité presque complète : premier point. En second lieu, grâce à la douche naso-pharyngienne et au traitement général, on a pu, dans un temps relativement court, si l'on considère que la lésion remonte tout à fait à l'enfance, transformer assez l'état local pour permet-

tre au malade de percevoir des sons qui, jusque-là, lui
étaient restés inconnus.

OBSERVATION II. — Inflammation chronique des follicules clos du
pharynx respiratoire. Engorgements ganglionnaires. Guérison.

Mademoiselle B..., 13 ans, se présente dans le courant de l'année
1875. Non encore réglée, amenée par sa mère, pour une hypertrophie
des glandes sous-maxillaires et carotidiennes. Elle n'a jamais présenté
antérieurement de lésions du côté des yeux, des narines, des lèvres,
rien non plus du côté du cuir chevelu. Comme cette hypertrophie date
d'assez longtemps, on cherche du côté de l'arrière-gorge et l'on trouve
l'hypertrophie des amygdales et une rougeur diffuse des piliers aussi
bien que de la paroi postérieure du pharynx. Comme il est impossible
de faire l'examen pharyngoscopique avec le miroir, on cherche à toucher la paroi supérieure avec le doigt et l'on sent une foule de saillies
mamelonnées qui saignent facilement. La mère raconte que l'enfant
mouche toujours beaucoup et des matières jaunâtres, verdâtres, plus
ou moins épaisses et que la voix a toujours été nasonnée. On prescrit
alors les douches naso-pharyngiennes avec l'eau salée tiède pour laver
les parties. En même temps, on donne un peu de bromure à l'intérieur
pour amener la tolérance et l'on recommande de recourir au toucher
avec le doigt pour familiariser au contact des instruments.

A quelques jours de là, on revoit la malade et on peut faire l'examen
avec le miroir. On voit alors une foule de saillies occupant les parois
supérieures et latérales du pharynx; elles sont arrondies, du volume
d'un pois d'iris et au-dessus plus ou moins rosées et sécrétant en abon-
dance des mucosités blanchâtres, bleues, verdâtres, très-adhérentes.
On voit très-distinctement l'orifice de la trompe de chaque côté; du
reste, il n'existe pas de diminution de l'ouïe, mais la malade accuse
très-fréquemment des bruits étranges tenant vraisemblablement à la
présence des mucosités qui empêchent la libre circulation de l'air en
obstruant la trompe. On fait cesser le bromure de potassium. On pres
crit les douches naso-pharyngiennes avec l'eau de Challes, et on donne
à l'intérieur de l'huile de foie de morue, l'iodure de fer et le sirop de
lacto-phosphate de chaux. Régime reconstituant. Vins de Bordeaux.
Bains sulfureux. Gymnastique.

La malade a été revue au commencement de l'été. Son état est à peu
près le même; on l'envoie faire une saison à la Bourboule. A son retour, on ne constate pas de modifications bien appréciables; il est vrai

que le traitement local a été négligé. Epistaxis fréquentes, ce qui peut tenir vraisemblablement à l'établissement des règles.

L'examen des fosses nasales fait en outre découvrir une coloration rouge vineuse soit de la cloison, soit de la muqueuse tapissant les parties latérales ; en outre, de petites dépressions siégeant sur la cloison et particulièrement en avant; ces dépressions paraissent comme gaufrées et faites à l'emporte-pièce, ayant une forme plus ou moins festonnée.

Il ne parait pas y avoir eu d'antécédents spécifiques dans la famille.

L'examen des narines montre que la muqueuse a toujours cet aspect velvétique avec mucosités puriformes. Les ulcérations des fosses nasales ont disparu.

Quant à l'examen des arrière-narines, il permet de constater l'existence d'une série de saillies mamelonnées très-analogues à celle des amygdales (voir la figure). Elles sont lisses, arrondies, et d'un rose tendre; nulle part on ne voit ici d'ulcérations, mais on aperçoit du mucopus blanchâtre, blanc verdâtre, très-adhérent. Il réunit ces saillies entre elles et les recouvre.

On reprend les cautérisations avec le nitrate d'argent; au bout de 24 ou 36 heures, après l'effet du nitrate, on se sert de la teinture d'iode, 4,100.

Le 20. Nouvelles croûtes; ulcérations vont mieux. Nitrate d'argent. Teinture d'iode. Traitement général.

Le 2 mars. L'emploi de la solution avec l'alun, prescrit dans l'intervalle, a amené une amélioration notable. Les mucosités sont beaucoup moins épaisses, l'arrière-gorge a une teinte rosée.

(L'alun en poudre amenait des épistaxis.)

Le 5. La malade est toujours sujette à s'enrhumer facilement.

L'hypertrophie des follicules clos de l'arrière-gorge a diminué. Plus d'ulcérations du côté de la cloison.

Le 12 juin. Depuis sa bronchite, mieux sensible du côté des fosses nasales. Sécrétions moins abondantes. Peu de rougeur.

Rouge vif au niveau des dépressions étoilées, traces des anciennes ulcérations guéries.

Du côté des arrière-narines, teintes rosées parsemées de traînées plus foncées. Les petites saillies mamelonnées ont considérablement diminué, mais la sécrétion est aussi moins épaisse, quoique toujours blanche ou plutôt grisâtre.

Le 13 septembre. Retour de la campagne. De loin en loin, il revient encore de l'odeur, ce qui tient à ce que la malade néglige de se bien moucher et de faire ses lavages. Cependant, pas d'ulcérations. Règles non reparues. On insiste sur le traitement général. Gymnastique.

Le 15 octobre. Les règles ont reparu. La croissance s'est effectuée d'une façon très-appréciable; soit que les lavages aient été mal faits, soit que la maladie continue quand même, de temps en temps l'odeur reparaît.

La muqueuse des fosses nasales (cloison) est d'un rouge feu. Dépressions coiffées de mucosités blanchâtres très-adhérentes. L'état de l'arrière-gorge est sensiblement le même.

Lavages avec la solution d'alun. Traitement général continué.

Le 3 janvier 1877. Croissance notable dans les derniers temps. Les fosses nasales vont bien mieux. Toutefois les règles n'ont pas reparu. Ceinture de flanelle. Pédiluves sinapisés. Douches sulfureuses sur la région lombaire. Fer. Huile de foie de morue.

Le 5 avril. Les phénomènes du côté du nez ont reparu récemment. Il n'y a pas d'ulcérations, ce sont des mucosités qui restent plaquées sur la muqueuse de la cloison qui donnent de l'odeur.

On recommence les lavages, qui avaient été suspendus.

La malade a été revue au commencement de cette année. Elle a complètement changé comme aspect général. Il n'existe plus d'hypertrophie des glandes du cou, elle est moins bouffie. La menstruation se fait assez régulièrement, mais elle s'enrhume toujours très-facilement, et quand elle cesse ses lavages, pendant quelques jours, il semble que l'odeur reparaisse encore.

Cependant, avec le miroir, on constate que les saillies mamelonnées ont presque entièrement disparu, il n'y a plus que de l'épaississement et une rougeur plus marquée. Cependant elle mouche toujours abondamment des mucosités blanchâtres filantes.

Ce fait présente un intérêt différent de celui qui précède. Il s'agit ici d'une jeune fille que la maladie atteint pendant sa croissance et avec des poussées inflammatoires qui correspondent précisément aux époques où l'accroissement se manifeste le plus rapide.

C'est, dans ce cas, l'engorgement ganglionnaire qui met sur la voie du diagnostic, et, bien qu'on ne retrouve pas d'antécédents de scrofule, il est démontré par l'état général de la malade, par la difficulté avec laquelle les règles s'établissent, par ces phénomènes de croissance exagérée à certaines périodes, etc., qu'on a affaire à un sujet soumis à la diathèse lymphatique. La guérison a été obtenue.

Obs. III. — Inflammation chronique des follicules clos de l'arrière-gorge. Engorgemement ganglionnaire. Guérison.

L..., âgé de 3 ans 1/2, enfant bien développé, est amené par ses parents pour une hypertrophie ganglionnaire, sous-maxillaire et carotidienne.

Antécédents scrofuleux du côté de la mère. Père diabétique.

On constate un état granuleux des amygdales et de la partie postérieure du pharynx.

Hypertrophie des corpuscules lymphoïdes. État mamelonné. Comme on ne peut pas faire d'injection avec la poudre d'alun, on prescrit des gargarismes.

Traitement général ; h. de morue, sp. d'iodure de fer et de lacto-phosphate de chaux. Bains salés. Régime reconstituant. Séjour à la campagne.

29 février. La masse ganglionnaire du cou diminue. On ne sent plus une seule masse : il y a plusieurs ganglions isolés. Les amygdales et la paroi postérieure du pharynx sont le siége de saillies (hypertrophie des éléments lymphoïdes). Coloration grisâtre, mais légèrement rosée. Sur les amygdales on aperçoit des ouvertures correspondant aux dépressions que présentent ces organes à l'état normal. Rien de semblable sur les petites saillies qui tapissent la paroi postérieure du pharynx.

Gargarisme avec l'alun. Eau de Challes. Traitement antérieur continué. L'enchifrènement persiste.

17 mars. La masse ganglionnaire a considérablement diminué, mais l'état de la gorge est le même ou à peu près.

L'enfant est envoyé au mois de juin à Salins (Jura) et il revient complètement guéri vraisemblablement, car depuis on n'a pas eu l'occasion de revoir le malade.

Cette observation est un exemple remarquable des manifestations de l'affection au moment du passage de la première à la seconde enfance.

Obs. IV. — Inflammation chronique des follicules du pharynx nasal.
Cou de grenouille. Douches naso-pharyngiennes.

X..., âgé de 16 ans, fils d'un marchand de farine, présente des antécédents tuberculeux du côté du père qui est mort. Catarrhe gastro-duodénal et calculs biliaires chez la mère.

15 mai 1876. Quand on le vit pour la première fois, il présentait une adénite cervicale double. Masses ganglionnaires énormes, sans cause appréciable (cou de grenouille). On lui avait conseillé des préparations iodurées et ferrugineuses. L'année suivante, même état. Saison aux eaux de la Bourboule.

A la fin de l'hiver 1876, amélioration très-notable.

Applications diverses sur ses ganglions et sous l'influence d'application d'éther iodé, le gonflement est revenu plus considérable que jamais. Rougeur, abcès.

L'enfant toussait de temps en temps. Rien du côté de la poitrine.

17 mai. Gonflement, rougeur de la muqueuse. État mamelonné. Mucosités puriformes. Douches naso-pharyngiennes avec l'eau de Challes. Boissons *idem*. Bromure de potassium à l'intérieur pour faciliter l'examen.

18 mai. Adénite cervicale double dont le point de départ paraît être dans les fosses nasales (1). Rougeur avec gonflement.

A l'examen, ulcération sur la cloison, dans les arrière-narines, hypertrophie glandulaire. Aspect mamelonné. Sécrétion muco-purulente.

Eau de Pullna. Légers purgatifs. Huile de foie de morue, ferrugineux. Douches naso-pharyngienne. Régime tonique. Ponction d'un abcès.

22 juin. Une autre masse du même côté a suppuré et il y a menace de perforation de la peau, qui est décollée ; on ponctionne à ce niveau et avec un stylet, on arrive jusqu'à l'ouverture supérieure faite précédemment. On passe un drain. Cataplasmes de farine de lin. Inhalations avec la teinture d'iode. Bains sulfureux. On continue le traitement général intérieur.

28 septembre. Le malade revient de Salins. L'état de la muqueuse nasale est à peu près le même. Cependant les ganglions sont moins volumineux. On revient aux douches avec l'eau salée et l'injection iodée. Inhalation de teinture d'iode et le traitement général comme auparavant.

10 août. Les ganglions ont considérablement diminué ; il n'y a pas, à

(1) On lui avait examiné son sang sans rien trouver. Rien du côté de la rate. Jusqu'alors l'attention n'avait pas été éveillée du côté des fosses nasales parce que le malade n'accusait aucun symptôme ; on est appelé par des phénomènes de surdité passagère à rechercher de ce côté.

proprement parler, de masses formant tumeurs ; toutefois il existe de
petites glandes indurées et isolées. Une d'elles a suppuré en avant du
lobule de l'oreille. On l'incise. Quant aux fosses nasales et aux arrière-
narines, elles sont sensiblement dans le même état ; autrement dit, il
existe toujours dans le nez de petites ulcérations grisâtres. Dans le
pharynx des tumeurs mamelonnées recouvertes d'un mucus analogue.
On conseille de nouveau un séjour à Salins (Jura).

Ce malade est encore aujourd'hui en traitement ; mais
son état général s'est déjà beaucoup amélioré et il est
permis de prévoir qu'il guérira. Il s'agit non plus d'un
enfant à la première ou à la seconde enfance, mais d'un
enfant arrivé à l'âge de puberté ; on voit cependant
qu'il présente exactement les mêmes manifestations que
celles que nous avons constatées dans l'observation pré-
cédente.

O_{BS}. V. — Inflammation chronique des follicules de l'arrière-cavité
naso-pharyngienne. Coryza.

Le 6 juillet 1876, madame L... se présente avec sa fille âgée de 14 ans,
non réglée encore.

On l'examine et on note un aspect papilliforme de la muqueuse des
fosses nasales et de l'arrière-cavité. Sécrétion purulente, épaisse, jaune,
verdâtre.

Douches avec l'eau salée d'abord et l'eau de Challes ensuite ; sirop
d'iodure de fer et lactophosphate de chaux.

3 août. Les règles ont paru pour la première fois, il y a quinze jours.
Depuis que la malade fait son traitement, la sécrétion des fosses nasales
est moins abondante et surtout moins épaisse ; il n'existe d'odeur que
le matin. Saison d'eaux à Salins.

22 janvier 1877. La muqueuse nasale est moins rouge, mais il se
forme toujours des croûtes dans le cavum qui s'éliminent avec difficulté
en dépit des lavages.

On conseille une solution avec l'alun au dix-millième après les lavages avec l'eau salée.

30 mai. Les phénomènes du côté des fosses nasales persistent ; on

voit très-nettement des ulcérations serpigineuses à rebords rougeâtres comme à l'emporte-pièce, et dont le fond est plaqué d'un mucus blanc grisâtre très-adhérent, qui forme en se desséchant des croûtes jusque dans l'arrière-gorge. Bains de mer.

On a revu la malade cette année; elle a grandi et la menstruation s'est établie; sont teint est meilleur; mais il se produit toujours des croûtes dans les arrière-narines qui donnent de l'odeur en se désséchant, L'examen, fait avec le miroir, montre toujours un développement assez marqué de saillies mamelonnées, mais la sécrétion est moins abondante et moins épaisse.

On conseille de faire très-exactement les lavages et de continuer le traitement général.

On voit dans cet exemple la concomitance du coryza avec ozène et de l'inflammation chronique de la glande de Luschka, sans autres manifestations, chez une malade dont l'aspect général était celui d'un sujet lymphatique.

Obs. VI. — Inflammation de la trompe consécutive à un développement du tissu adénoïde du pharynx nasal, datant de longtemps. Amélioration.

La malade qui fait le sujet de cette observation a 30 ou 32 ans.
Au point de vue des antécédents :
C'est une nourrice à son troisième enfant, présentant des caractères qui font supposer qu'il existe des antécédents scrofuleux : cependant elle nie toute espèce d'adénite cervicale ou de lésions du côté des différents orifices de la face dans son enfance.
Elle est très-brune.
16 octobre. Elle s'aperçoit depuis deux ou trois ans que son ouïe diminue. Traitements multiples antérieurs (injections, etc.). On constate du côté des arrière-narines, surtout en haut et sur les côtés, des mamelons rosés. Il existe une série de petits vaisseaux sinueux surtout en haut; sur les côtés la muqueuse a plutôt un aspect tomenteux. L'orifice des trompes est considérablement diminué de volume. Elle a toujours eu une grande disposition à s'enrhumer.
Catéthérisme de la trompe qui est bouchée. Douche naso-pharyngienne avec de l'eau tiède, salée. Bromure de potassium pour faciliter l'exploration.

Le 19. Catéthérisme de la trompe. Insufflation d'air et immédiatement la malade entend beaucoup mieux. Provisoirement on conseille la méthode de Politzer, mais, soit que la malade ne s'y prenne pas bien, soit que la muqueuse ou les mucosités y mettent obstacle, l'air ne passe plus que difficilement. Douches naso-pharyngiennes avec l'eau de Challes tiède.

Le 23. A pris froid. Trompe de nouveau obstruée. Expectation.

Quand elle est guérie de son rhume, on lui apprend à se servir de la sonde et la malade entend mieux. La muqueuse n'est guère modifiée. Soit dilatation de l'orifice, soit ablation des mucosités, la surdité a diminué.

Obs. VII. — M. B. Otite moyenne suppurée datant de l'enfance. Perforation avec phénomènes initiaux du côté de l'arrière-cavité des fosses nasales.

Voici une observation très-longue que je reproduis succinctement dans ses points principaux, et qui indique une lésion ancienne ayant son point de départ dans le pharynx comme nous l'avons vu dans les observations précédentes.

Le malade a 16 ans, un de ses frères a été traité pour une ostéo-arthrite du poignet. Lui-même durant sa deuxième enfance a présenté fréquemment de l'hypertrophie des ganglions cervicaux. C'est vers cette époque que se serait manifestée l'affection de l'oreille. Suppuration et perte de l'ouïe de ce côté en dépit des différents traitements qui ont été faits. Lorsqu'on voit le malade pour la première fois l'examen du conduit auditif externe permet de constater une large perforation du tympan, existant surtout en avant et en bas. Le manche du marteau est comme suspendu dans le fond de la muqueuse de la paroi interne de la caisse qui est plus ou moins rougeâtre, tomenteuse, épaissie ; sécrétions tantôt séreuses, tantôt plus ou moins épaisses, blanchâtres, mêlées de particules noirâtres crétacées. Il n'existe pas de communications avec la cavité pharyngienne. L'examen du côté du fond de la gorge permet de constater une hypertrophie des amygdales assez notable et sur la paroi postérieure du pharynx, des mamelons rougeâtres qui semblent se continuer par en haut. On prescrit des injections dans le conduit auditif externe et on donne du bromure pour l'exploration.

Ce n'est qu'avec grande peine qu'on arrive à faire l'examen des arrière-narines. mais on arrive à voir très-nettement la présence de saillies mamelonnées, analogues à celles déjà signalées sur la paroi postérieure et sur les parois supérieures et latérales. Du reste, le malade mouche depuis longtemps au dire des parents des mucosités épaisses plus ou moins jaunâtres ou verdâtres.

Douches naso-pharyngiennes avec l'eau de Challes. Traitement général. On recommande la méthode de Valsalva.

On a revu à différentes reprises le malade sans qu'il se soit produit de modifications notables. Comme on ne parvient pas à rétablir la communication entre le pharynx et le conduit auditif externe, on emploie la méthode de Politzer, mais c'est en vain. Alors on a recours au catéthérisme avec la sonde et l'on parvient de la sorte à faire passer de l'air; on conseille des injections de sulfate de cuivre très-faibles.

Sous l'influence de ce traitement il se produit une amélioration notable; autrement dit la sécrétion diminue du côté de l'oreille externe, elle devient séreuse et cesse par moment. En même temps la muqueuse devient plus pâle. Enfin l'état général est bon.

Dans le courant de l'été on envoie ce jeune homme aux eaux de Salins et il revient dans des conditions assez favorables, pour que l'on puisse lui faire reprendre ses études.

Sur ces entrefaites, pendant l'hiver de l'année suivante, le malade prend froid; maux de tête violents, chaleur à la peau, température rectale 39°; douleurs excessivement vives en arrière de l'oreille, au niveau de la région mastoïdienne qui est très-sensible au toucher. Les tissus paraissent épaissis à ce niveau. On fait raser la tête sur ce point et l'on prescrit des frictions avec l'onguent mercuriel belladoné. En même temps on donne du calomel à l'intérieur; malgré cela la fièvre augmente, la température devient encore plus élevée: puis au bout d'une semaine il se produit une détente, et ces phénomènes d'inflammation ou de périostite de la base du crâne disparaissent.

La sécrétion de l'oreille, dès le commencement, s'était suspendue complètement et n'a pas reparu depuis lors.

On a revu le malade à différentes reprises. Il s'enrhume encore facilement, alors il se produit parfois un peu de sécrétion du côté de l'oreille; mais elle disparaît au bout de peu de temps, et voilà deux ans que ce jeune homme a pu reprendre ses études.

Obs. VIII. — Otite moyenne suppurée datant de l'enfance. Perforation avec phénomènes initiaux du côté de l'arrière-cavité des fosses nasales.

Il y a trois ans ce jeune homme vint se faire traiter pour une affection de l'oreille du côté droit. Elle remonte à l'âge de sept ou huit ans. A cette époque, sans raison connue, douleurs de tête et suppuration de l'oreille. Peu à peu l'ouïe disparaît de ce côté-là, mais depuis cette époque il y a toujours eu de la suppuration. Il n'entend pas la montre placée directement contre l'oreille; par contre lorsque celle-ci est placée direc-

,tement sur les os du crâne du côté correspondant, il entend très-distinctement. Avec le spéculum de Toyne-Bee on aperçoit une large perforation de la membrane du tympan ; il n'y a que quelques débris qui persistent à la partie postéro-supérieure. Sécrétion blanchâtre plus ou moins abondante. Ceci est très-variable. Lorsqu'on lui fait faire une expiration forcée, la bouche et le nez fermés, on aperçoit des bulles qui viennent sourdre par l'ouverture. Comme le malade s'enrhume très-facilement, on fait l'examen de la gorge et l'on trouve que les amygdales sont hypertrophiées, en outre, qu'il existe de petits mamelons sur la paroi postérieure du pharynx. Bromure de potassium pour faciliter l'exploration du pharynx avec le miroir, et alors on constate l'aspect mamelonné de la paroi supérieure et latérale du pharynx. Douches nasopharyngiennes avec l'eau de Challes. On apprend au malade à se servir de la sonde ; il fait alternativement des injections d'air et de solutions médicamenteuses (sulfate de cuivre, de zinc), puis de nouvelles injections d'air avec la poire en caoutchouc. On arrive ainsi à rendre la circulation de l'air très-facile et au bout d'un certain temps la sécrétion de l'oreille diminue.

Mais il se produit à différentes reprises de nouvelles poussées inflammatoires qui coïncident toujours avec les refroidissements. Le malade paraît depuis quelque temps attacher peu d'importance à son affection, de sorte qu'il néglige son traitement.

Dans ces derniers temps on a eu l'occasion de le revoir. L'état est sensiblement le même du côté de l'oreille et du pharynx.

Voilà encore un cas qui doit être rangé dans la même catégorie que le précédent ; il est infiniment probable que l'affection pharyngienne a été le point de départ et s'est propagée à l'oreille moyenne, où elle a causé les désordres que nous avons signalés.

DIAGNOSTIC ET PRONOSTIC.

On voit, par nos observations, que dans le plus grand nombre des cas, ce sont les symptômes fonctionnels qui font découvrir la lésion locale. La maladie a passé inaperçue dans ses premières périodes, jusqu'à l'apparition de tumeurs ganglionnaires ou cervicales, et jusqu'au jour où des troubles de la phonation, de la respiration et surtout de l'audition, se sont manifestés ; or, il est très-important d'établir le diagnostic dès le premier moment du développement de la lésion, et il suffit pour cela d'attirer l'attention du médecin du côté de l'arrière-cavité naso-pharyngienne.

Lorsque le sujet parcourt la première ou la seconde enfance, l'exploration de l'arrière-gorge doit être faite malgré les difficultés qu'elle présente souvent, dans tous les cas où le petit malade, qui ne se plaint que très-vaguement, présente les attributs de la diathèse scrofuleuse, ou lorsqu'on pourra penser, à défaut de signes chez l'enfant lui-même, à des antécédents de scrofule ou de tuberculose du côté des ascendants.

Quand le sujet est à un âge plus avancé, pendant la puberté, par exemple, surtout s'il s'agit d'une fille ; s'il se plaint de maux de tête, d'ardeur à la gorge le matin, d'expectorations abondantes ; s'il mouche de ces mucosités gris verdâtre, s'il a des tendances marquées à s'enrhumer, s'il a un sommeil agité avec des ronflements, il faut encore explorer immédiatement l'arrière-cavité.

Mais, lorsqu'à ces symptômes encore mal définis, viennent se joindre de nouveaux indices, c'est-à-dire lorsque le malade a la voix nasonnée et présente soit de la difficulté à prononcer certaines syllabes, soit une surdité plus ou moins complète, soit encore un engorgement glanglionnaire uni ou bilatéral, enfin si l'aspect général est celui que nous avons indiqué précédemment, on sera mis aisément sur la voie du diagnostic, avant même que l'exploration pharyngoscopique ait démontré l'existence de ces masses mamelonnées, irrégulières, anfractueuses, saignant facilement et recouvertes çà et là de ces mucosités adhérentes dont nous avons donné précédemment la description.

Parfois, soit que la maladie n'ait pas marché, soit que les troubles survenus à une certaine époque n'aient pas mérité aux yeux du malade qu'il y prît garde, soit enfin que l'apparition des granulations ait été tardive, il faut bien savoir que cette affection peut se rencontrer, *exceptionnellement cependant*, chez les adultes; mais, c'est avant tout, une maladie des périodes de croissance.

Si c'est beaucoup d'avoir exploré le pharynx nasal et d'avoir vu les lésions dont il est le siége, ce n'est pas tout. Il faut encore en faire le diagnostic différentiel, et ce n'est pas nous qui en nierons l'extrême difficulté. Abstraction faite des renseignements fournis par l'anamnèse, c'est-à-dire par l'examen seul de la région malade, il est presque impossible de dire, à un moment donné de leur développement, s'il s'agit d'ulcérations diphtéritiques, herpétiques, arthritiques, tuberculeuses, syphilitiques, etc.; souvent les indices manquent aussi bien pour nier, qu'il s'agisse de la syphilis, que pour affirmer qu'on est en face de manifestations scrofuleuses, par exemple.

Il faudra donc bien s'en tenir, au moins dans l'état de la science, aux signes généraux, aux antécédents, aux effets constatés de la médication, pour asseoir le diagnostic plutôt qu'à tels ou tels caractères de la lésion anatomique.

Le PRONOSTIC est très-variable. Il dépend de l'âge du sujet, des conditions sociales où il se trouve, du climat sous lequel il vit, de son état général, en un mot. La diathèse lymphatique peut avoir entraîné des troubles plus ou moins profonds des fonctions de l'organisme. Elle a pu donner naissance à des manifestations locales, d'intensité variable et de date plus ou moins éloignée, qui ont peut-être elles-mêmes entraîné à leur tour des désordres fonctionnels. Toutes ces conditions doivent modifier le pronostic.

TRAITEMENT.

De la douche naso-pharyngienne.

Le traitement doit être à la fois général et local.

Général, parce que nous sommes en présence de malades qui subissent l'influence d'un état diathésique; local, parce qu'il existe des lésions en voie de développement ou acquises, que les modifications mêmes de l'état général seraient impuissantes à faire disparaître. Pour répondre à la première indication, on conseillera avec avantage les reconstituants, c'est-à-dire le fer, le lacto-phosphate de chaux, l'huile de morue, etc., les eaux salines ou sulfureuses, sous formes de bains ou de douches, la vie à la campagne, un régime tonique, l'exercice, la gymnastique.

La médication locale que nous préconisons est celle qui consiste en lavages, en lotions ou en inhalations médicamenteuses, avec des vapeurs ou des solutions émollientes, astringentes, caustiques, ou encore avec des eaux minérales naturelles telles que celles de Challes ou du Mont-Dore, au moyen de la *douche naso-pharyngienne*.

L'origine de la méthode remonte à l'expérience physiologique de E. H. Weber (1), l'éminent professeur de Leipsick, en 1847.

Nous ne rechercherons pas les applications qui ont pu être faites de ce principe expérimental et les modifications plus ou moins heureuses introduites par les successeurs de Weber dans l'emploi et le mode d'application de la douche.

On sait que l'expérience de E. H. Weber consistait à démontrer qu'on peut, étant donné un malade couché sur le dos, remplir ses cavités nasales de liquide sans que rien ne retombe dans l'arrière-gorge.

Th. Weber (2), de Halle, s'appuyant sur cette expérience, créa l'irrigation nasale.

En 1854, Maisonneuve (3), dont M. Alvin (du Mont-Dore) prend la défense en s'étonnant de ne pas le voir

(1) E.-H. Weber. In Muller's Archiv, 1847, p. 351 et suiv. — De l'influence du refroidissement et de l'échauffement des nerfs sur leur pouvoir conducteur.

(2) Th. Weber. Douche nasale de Weber. Considérations sur son emploi, par —.

(3) Schalle (de Hambourg). Berlin. Klin. Wochens., n° 41. In Journ. des connaissances médicales, 1854.

cité, imagina un procédé, dans lequel on employait une seringue à hydrocèle.

Thudichum (1) indique les avantages de la douche nasale. Notre maître, le savant professeur de dermatologie de Lyon, M. Gailleton (2), employait un clyso-pompe, parce qu'il avait remarqué que le liquide passait d'autant mieux que l'impulsion était plus forte. Duplay recommande pour cet usage l'irrigateur Eguisier.

Tillot (3) administre à l'aide de la douche naso-pharyngienne les eaux des Arceaux avec succès.

M. Alvin (4) (du Mont-Dore) a inventé un nouvel instrument qui est l'ampoule de Th. Weber, munie d'un robinet et complétée par un réservoir qui permet, grâce à un mécanisme qui l'élève ou l'abaisse à volonté, de faire varier la vitesse des courants (*Société de Thérapeutique*, 1875).

C. Paul (5) emploie le syphon perfectionné par Galante et Fauvel ou l'irrigateur Eguisier, dont on garnit de linge la canule en os ordinaire afin de lui donner un volume suffisant pour obturer la narine, ou un tube auquel on ajoute l'ampoule de l'appareil précédent.

Tous ces instruments présentaient le doubledéfaut : 1° d'occlure incomplètement la narine; 2° de projeter

(1) Tudichum. In the Lancet, 1864.

(2) Gailleton. De l'ozène. In Revue thérapeutique médico-chirurgicale, 15 août 1867.

(3) Tillot. Rhinite chronique et traitement par la pulvérisation. In Annales des maladies de l'oreille et du larynx, mai 1875.

(4) Alvin. Nouvelles recherches sur l'irrigation naso-pharyngienne, Lyon médical, 1875.

(5) C. Paul. Note sur l'irrigation nasale ou naso-pharyngienne et de son application aux traitement des affections aiguës et chroniques des fosses nasales. In Bull. gén. de thérap., t. LXXXIV, 1875.

l'air ou les substances médicamenteuses dans toutes les directions. Dans le premier cas, les inconvénients étaient grands, car le courant liquide passe d'autant mieux d'une cavité nasale à l'autre que l'occlusion est plus parfaite du côté où on pratique l'injection; dans le second, on était fréquemment exposé à des accidents de céphalalgie et même de syncope par la pénétration des vapeurs ou des liquides dans les sinus frontaux. Le moins était qu'on fût obligé de [suspendre l'administration de la douche.

Pour obvier à ces deux inconvénients qui étaient inévitables avec l'outillage primitif dont on se servait, M. le professeur L. Tripier remplaça les olives ordinaires par une olive construite d'après des règles anatomiques et de telle façon qu'elle pût s'engager dans l'ouverture ostéo-cartilagineuse du nez, au point de l'obturer assez exactement. En effet, l'ouverture par laquelle l'olive est engagée est formée par l'échancrure nasale du maxillaire supérieur et par le cartilage de la cloison. Celui-ci se déprime seul quand on cherche à faire pénétrer l'olive qui s'appuie en dehors contre un plan résistant. Dans cette situation, l'axe de l'olive correspond exactement à celui de la fosse nasale.

C'était déjà un progrès, mais il arrivait qu'il fallait posséder un nombre d'olives infini, à cause des différences de conformation des cavités nasales qu'on rencontre non-seulement d'un malade à l'autre, mais d'une narine à l'autre chez le même sujet.

M. Tripier eut l'idée de construire un instrument (voir la gravure) composé d'un manchon en caoutchouc mince traversé par un tube rigide. Le manchon en caoutchouc est mis en rapport par un tube de même composition avec

une poire, qui permet de l'insuffler par un procédé analogue à celui que M. Gariel a appliqué au pessaire. Le
tube rigide est mis en communication à son tour par un
second tube de caoutchouc, avec un irrigateur.

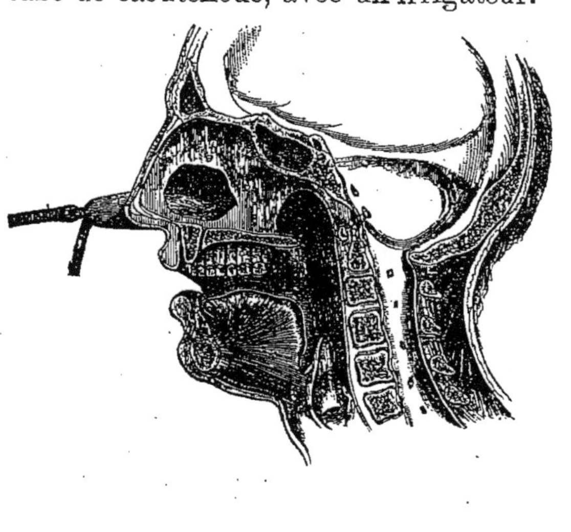

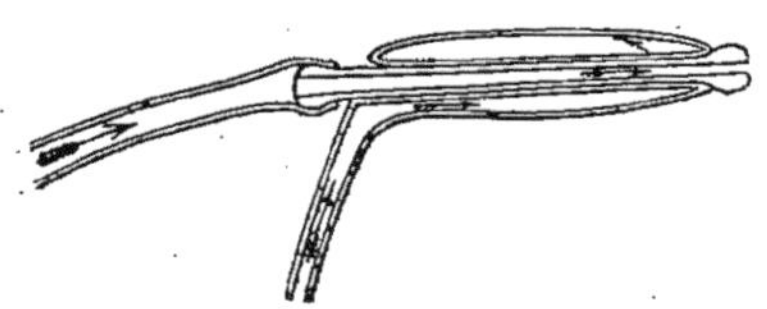

Le double but était atteint. Le tube rigide, introduit
dans la narine suivant l'axe de celle-ci, reste fixe, tandis que le manchon de caoutchouc insufflé lentement va
se mouler sur les parois de la cavité nasale avec une
parfaite exactitude.

Le manuel opératoire est d'une excessive simplicité.
Le tube rigide, une fois convenablement introduit dans
la narine, comme l'indique la figure, on gonfle le manchon qui l'entoure à l'aide de la bouche ou d'une poire,

comme dans l'appareil de Richardson, puis le second tube en caoutchouc étant adapté, soit à l'appareil d'E-guisier, soit à un vase quelconque placé à une certaine hauteur et contenant les substances qu'on veut mettre en contact avec la muqueuse des cavités nasales antérieures et de l'arrière-cavité naso-pharyngienne, on fait passer le courant; liquides ou vapeurs, les substances médicamenteuses peuvent être ainsi projetées avec une certaine intensité et aller modifier l'état de la muqueuse, qu'elles atteignent jusque dans ses moindres replis. Il est bon de faire des lavages fréquents avec de l'eau salée tiède par exemple, mais jamais avec de l'eau pure, qui gonfle l'épithélium nasal (1), pour chasser les mucosités et préparer la muqueuse à subir l'effet des médicaments.

Mais à quel moment faut-il faire passer le courant et dans quelles conditions physiologiques? Ne pourra-t-il pas arriver que les substances caustiques injectées viennent à glisser le long de la paroi pharyngienne et a provoquer des phénomènes plus ou moins graves de suffocation?

Parmi les auteurs qui se sont occupés de la question de l'irrigation naso-pharyngienne, les uns ont négligé d'étudier les raisons d'être de ce phénomène, les autres en ont donné des explications insuffisantes. Au moment d'employer ce procédé, nous avons voulu rechercher à quelles lois obéissait le phénomène, et baser notre méthode thérapeutique sur des notions physiologiques exactes qui puissent nous permettre d'indiquer les meilleurs procédés pour l'application efficace et sans danger de la douche naso-pharyngienne.

(1) Schalle, de Hambourg.

L'explication première que l'on donnait du phénomène, et dans laquelle on invoquait la pesanteur, ne saurait nous arrêter longtemps. Ce n'est pas grâce à la pesanteur du voile que se fait l'occlusion, puisqu'il n'est pas nécessaire de mettre le malade dans telle ou telle position ; en second lieu, dans le cas de douches, le voile devrait toujours céder, puisqu'à la pression atmosphérique du côté de la cavité nasale s'ajoute le poids du liquide injecté.

Le voile du palais ne joue donc pas un rôle passif, et ne subit pas simplement les lois de la mécanique. Il y a plus.

Nous ne chercherons pas non plus à voir là l'application du principe d'hydraulique qui, d'après M. Alvin, règle les pressions subies par le voile du palais pendant le passage des courants liquides et fluides.

Quand un courant liquide ou fluide franchit une section d'écoulement relativement plus étendue que celle qu'il vient de traverser, on observe aux environs de cette section des phénomènes de diminution de pression intérieure,—M. Alvin eût pu ajouter et d'augmentation de vitesse ; — mais si faible que soit cette pression diminuée, quelle que soit l'augmentation de vitesse du courant, il n'en reste pas moins constant que cette pression, ajoutée à la pression atmosphérique et au poids du voile, doit être plus considérable que la pression subie par la face inférieure du voile qui se réduit à la pression atmosphérique seule.

Cette raison ne saurait donc être prise au sérieux. La vérité est qu'il s'agit là d'un réflexe nerveux dû à l'impression produite par le liquide sur la face supérieure du voile du palais et d'un mouvement actif de cet appareil.

Les mouvements qui se produisent dans ce cas ne sont semblables à aucun des mouvements classiques décrits.

Ce qui se passe dans l'expérience de Weber est dû à un réflexe, mais différent de celui de la déglutition, de la rumination ou du vomissement.

Dans la déglutition, la bouche est fermée, le larynx soulevé, le point de départ du réflexe est sur la face inférieure du voile ou sur son bord, c'est-à-dire au pourtour de l'isthme. Dans la rumination, la bouche est encore fermée, mais, au contraire, le larynx est abaissé pour la régurgitation du bol, tandis que le voile relevé occlut complètement la cavité en haut. Dans le vomissement, qui s'en rapproche davantage, la bouche ne fait que s'entrouvrir brusquement, elle ne demeure pas largement ouverte; le larynx est abaissé et le voile relevé.

Dans le cas qui nous occupe, c'est-à-dire quand le point de départ du réflexe est sur la face postérieure du voile, la bouche est largement ouverte; le larynx descend et le voile est brusquement relevé.

Pour maintenir la tension du voile et l'accroître, le meilleur moyen est de faire une expiration plus prolongée.

En effet, après une inspiration profonde, la mâchoire inférieure est abaissée fortement, les sterno-cléido-mastoïdiens eux-mêmes sont tendus. A cause des rapports du digastrique avec l'os hyoïde, le larynx s'abaisse, et étant donnée la disposition anatomique des fibres musculaires des piliers, si facile à démontrer chez le chien et surtout chez le cheval où l'on peut les suivre jusque sur le larynx, le voile prend l'aspect d'une cloison oblique, d'avant en arrière et de bas en haut, sous l'effort de la traction des piliers postérieurs. Or, dans ce mouvement, au moment de l'expiration, c'est-à-dire de l'ouverture de la glotte, les arythénoïdes sont écartés l'un de l'autre en dehors, et les piliers postérieurs tendus encore davantage ; donc le voile du palais est maintenu relevé plus fortement encore.

Il en est du relèvement du voile du palais comme de l'éternument par exemple ; on peut l'obtenir artificiellement et volontairement sans qu'il y ait phénomène réflexe.

M. le professeur Arloing, dans sa thèse qui a pour titre : *Application de la méthode graphique à l'étude du mécanisme de la déglutition chez les mammifères et les oiseaux*, démontre, lui aussi, que le voile est soulevé activement dans la déglutition. Il en donne pour preuve les changements de position que subit le volume et la consistance du bol.

« Si le soulèvement était passif, dit-il, l'ampoule qui représente le bol devrait être constamment comprimée. Or, il y a un instant où cette ampoule accuse une diminution de pression. Comment cette diminution se pourrait-elle produire si le voile ne quittait pas la surface du bol ?

« Le voile est donc soulevé par les muscles péristaphylins internes, tendus par les péristaphylins externes, aidés par les pharyngo-staphylins, ou muscles des piliers postérieurs, dont la contraction élève en même temps le pharynx.

« Le soulèvement du voile du palais, très-court dans la déglutition, peut être prolongé et provoqué à volonté et rendre des services à la thérapeutique. Dans tous les cas, le mécanisme est le même. »

M. Arloing est loin de la théorie du rideau d'Albinus et de Gerdy, loin aussi de la théorie de l'abaissement primitif, mais en opinion conforme à celle de Moura. Dans une note arrivée à l'Institut le même jour que celle de M. Arloing, un savant physiologiste, M. Carlet, arrivait aux mêmes résultats (1). M. Fiaux les a confirmés (2).

Le mouvement de déglutition pendant lequel l'occlusion de la cavité pharyngo-nasale est complète, grâce au mouvement actif du voile, est trop court pour permettre à l'opérateur de profiter de cette occlusion pour l'emploi de la douche naso-pharyngienne; nous nous sommes alors occupé des mouvements respiratoires, et nous avons recherché les conditions qui assurent le mieux l'immobilité dans l'occlusion, et par conséquent la sûreté et l'innocuité de l'irrigation, quels que soient les agents thérapeutiques employés.

Pour cela, nous avons mis en communication, dans des expériences faites sur nous-même, un tube engagé à frottement dans une narine, avec un tambour à levier et nous avons ainsi étudié la pression et les oscillations

(1) Comptes-rendus de l'Acad. des sciences, 2 nov. Sur le mécanisme de la déglutition (Carlet) et application de la méthode graphique à quelques points de la déglutition (Arloing).

(2) Fiaux. Th. de Paris, août. Mémoire sur la déglutition.

du voile, pendant que les mouvements du thorax étaient enregistrés par un pneumographe (axe lent de l'enregistreur universel de Marey). Nous avons gardé la station verticale, la tête droite.

Or, nous avons vu, et notre tracé n° 1 l'indique, qu'au moment où la bouche étant largement ouverte, nous avons effectué des mouvements rapides d'inspiration et d'expiration, les modifications de pression en sens inverse se succédaient rapidement, et marquaient des oscillations du voile, qui ne sont pas d'une très-grande amplitude et qui peuvent indiquer seulement que sa surface se bombe alternativement du côté de la cavité nasale et du côté de la cavité buccale.

Dans notre seconde expérience (tracé 2), il ne s'agit plus de mouvements rapides d'inspiration et d'expiration, mais, — les instruments étant placés de la même façon que précédemment, — d'une inspiration brusque, suivie d'une expiration lente et prolongée, la bouche étant largement ouverte.

On voit au moment de l'inspiration brusque une petite ligne d'ascension qui correspond au relèvement du voile, puis la ligne de pression dans les cavités nasales ne subit aucun changement : c'est une ligne droite, pendant tout le temps de l'expiration qui, elle, se traduit par une ligne d'ascension marquée par des ondulations, qui indiquent les changements de pression très-lentement et assez régulièrement opérés pendant la durée du mouvement.

Ces résultats, nous les avons contrôlés, en pratiquant des injections de liquides colorés.

La première expérience se passe dans des conditions analogues à celles que nous avons recherchées pour prendre notre tracé n° 1, c'est-à-dire que la bouche étant largement ouverte, on fait, au moment où le sujet exécute des mouvements rapides d'inspiration et d'expiration, une injection avec un liquide coloré par de l'encre, par exemple ; le voile du palais est relevé et rien ne passe, à moins qu'on ne laisse tomber le liquide dans les cavités nasales, c'est-à-dire avec une force d'impulsion excessivement faible. Ce fait, s'explique par le peu d'intensité de l'impression nerveuse qui provoque au début le relèvement du voile, et par les petits mouvements que cet appareil subit et que nous avons notés dans le tracé n° 1. Mais si le courant est d'une certaine intensité, le voile se relève brusquement et rien ne passe.

Néanmoins, dans ce cas, la ligne colorée est irrégulière.

Pendant une expiration prolongée, au contraire, et dans des circonstances analogues à celles où nous nous sommes placé pour obtenir notre tracé n° 2, quelle que soit l'intensité du courant, le liquide laisse sur la paroi postérieure du pharynx une ligne colorée au point d'application du voile, parfaitement nette, et qu'on peut voir très-aisément au pharyngoscope.

Le mouvement d'expiration prolongé est donc de beaucoup le plus avantageux, et c'est en le provoquant qu'il est le plus aisé d'employer la douche nasale intermittente et répétée.

Le ralentissement du pouls, qui suit l'occlusion artificielle ou volontaire des narines (lapin), est dû à

l'arrêt de la respiration et à l'action du sang désoxy-
géné ou chargé d'acide carbonique sur les centres nerveux et non pas à une action réflexe (1).

Dans son *Traité des angines*, M. Lasègue se montre
plein de confiance dans les effets d'un pareil traitement
local fondé sur ces principes, appliqué de bonne heure
et continué avec persévérance. Au contraire, le professeur Schrötter, de la Faculté de médecine de Vienne,
trouve les insufflations et la douche nasale insuffisantes
et préconise les cautérisations avec le porte-caustique
couvert.

Nous ne voudrions pas laisser croire en terminant ce
travail que nous considérons la douche naso-pharyngienne comme répondant à toutes les indications dans
tous les cas ; mais on nous saura gré d'avoir essayé de
donner les règles d'une méthode scientifique de traitement qui a rendu déjà et qui est appelée encore incon-
testablement à rendre de très-grands services, grâce à
la perfection de l'instrument auquel M. le professeur
Tripier a donné le nom de *rhinoclyste*.

Il n'en est pas moins vrai que, dans certains cas, à la
période ultime de l'inflammation chronique des follicules clos de la cavité naso-pharyngienne, quand les
végétations ont pris l'aspect de carnosités et datent de
longtemps, nous croyons qu'il est nécessaire d'avoir
recours à des moyens absolument chirurgicaux. C'est
alors qu'on emploiera, avec profit, selon le conseil de
Schrötter, les cautérisations à l'aide de son porte-caustique couvert ou, comme le veulent Meyer, G. Justi, et

(1) W. Rutterford. Journ. of mat. und phys., XII.

nombre d'excellents auteurs, le grattage, soit avec l'ongle seul, soit avec l'ongle armé.

CONCLUSIONS.

1° L'inflammation chronique des follicules clos de l'arrière-cavité naso-pharyngienne s'observe pendant toute la durée de la croissance, mais on peut aussi la rencontrer quand la soudure des épiphyses est complète. Elle coïnciderait le plus souvent avec les périodes où la croissance est exagérée.

2° Cette affection, consisterait dans une véritable néoplasie inflammatoire.

3° Elle se présente constamment avec le même cortége de symptômes physiques et fonctionnels. Ceux-ci peuvent [rester localisés ou au contraire s'étendre et donner lieu alors à des phénomènes de voisinage.

Dans le premier cas, ils pourront passer inaperçus ; dans le second, ils se révéleront facilement.

4° Par conséquent, *l'exploration du pharynx devra toujours être faite dans les cas d'adénopathie cervicale sans cause apparente, chez les malades qui présentent des troubles de l'ouïe, de la phonation ou de la respiration ; particulièrement chez ceux qui présentent les attributs de la scrofulose ou qui sont suspects d'antécédents tuberculeux.*

5° En dehors des moyens thérapeutiques qui s'adressent à l'état général du sujet, le traitement local doit tout spécialement attirer l'attention. Il consistera essentiellement dans l'emploi de douches naso-pharyngiennes, soit sous forme de lavages, soit sous forme de lotions médicamenteuses. — Dans l'un et l'autre cas, on devra se servir *d'un tube muni d'un sac en caoutchouc qui, au moyen de l'insufflation, oblitère complètement l'orifice correspondant des fosses nasales. Ce tube est relié par un caoutchouc à un irrigateur qui contient le liquide à injecter.*

6° Au lieu de faire exécuter au malade des mouvements précipités d'inspiration et d'expiration, on devra lui recommander de faire des expirations lentes et prolongées, la bouche largement ouverte, et c'est à ce moment là qu'on devra faire passer le courant liquide.

TABLE DES MATIERES.

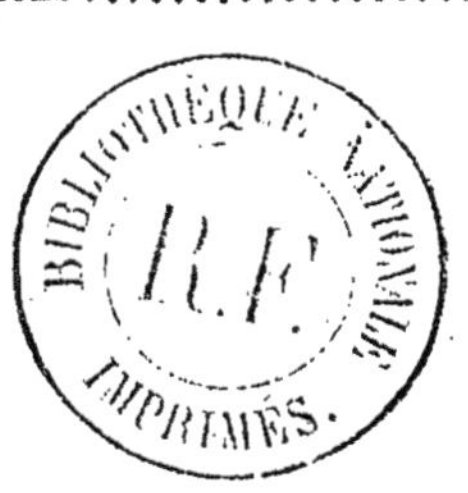

Otite moyenne scléromateuse,

d' Origine naso-pharyngienne.

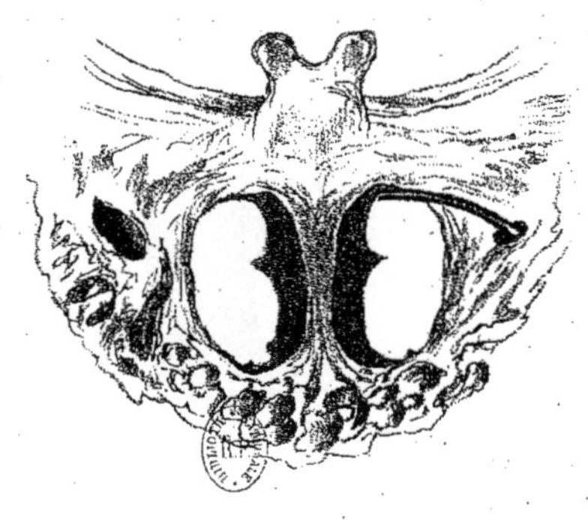

Observation II
Mᵉˡˡᵉ B. 3 Janvier 1876.

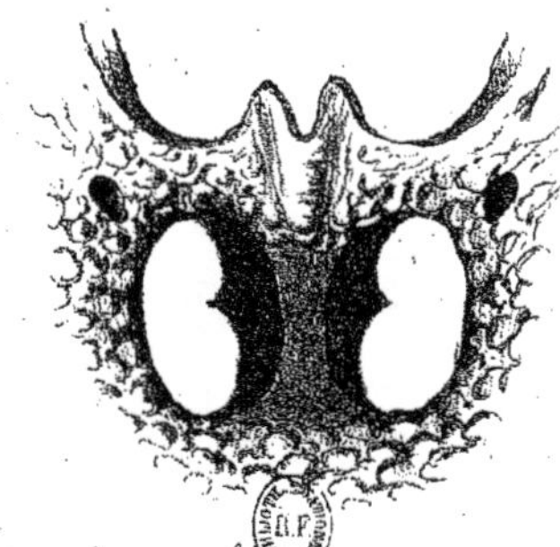

a a a   Granulations chroniques (carnosités)
T D   Trompe gauche dont l'orifice est considérablemᵗ rétréci
T G   Trompe droite ; orifice plus large

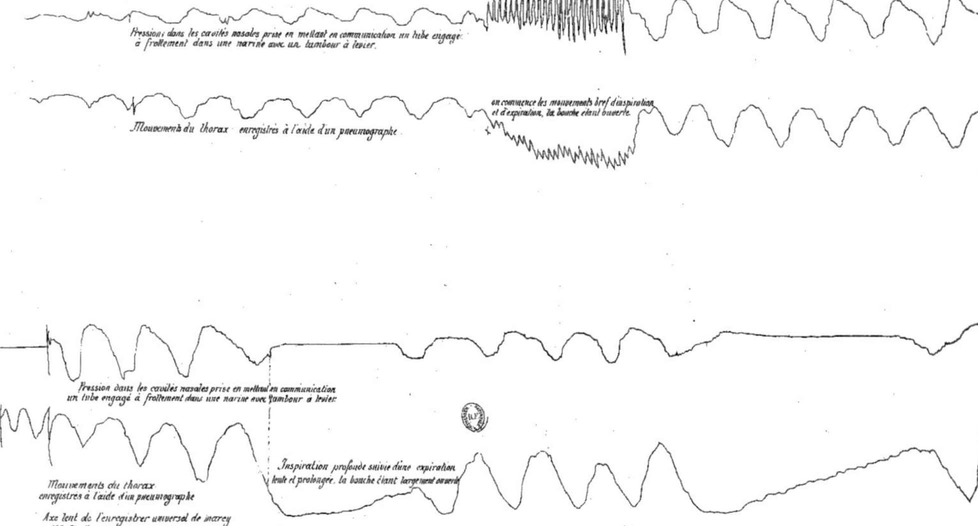

Pression dans les cavités nasales prise en mettant en communication un tube engagé à frottement dans une narine avec un tambour à levier.
Mouvements du thorax enregistrés à l'aide d'un pneumographe
on commence les mouvements bref d'inspiration et d'expiration, la bouche étant ouverte.
Pression dans les cavités nasales prise en mettant en communication un tube engagé à frottement dans une narine avec tambour à levier.
Mouvements du thorax enregistrés à l'aide d'un pneumographe
Axe lent de l'enregistreur universel de marey 1er Juillet 1878.
Inspiration profonde suivie d'une expiration lente et prolongée, la bouche étant largement ouverte